# ÉTUDE SUR LE TRAITEMENT

## DE CERTAINES

# ADÉNITES INGUINALES

PAR LA

## MÉTHODE DE L'ASPIRATION

PAR

## L. LE PILEUR,

Docteur en médecine de la Faculté de Paris,
Interne à Saint-Lazare,
Médaille de bronze (externat 1868).

PARIS

ADRIEN DELAHAYE, LIBRAIRE-ÉDITEUR

PLACE DE L'ÉCOLE-DE-MÉDECINE

1874

# ETUDE SUR LE TRAITEMENT

## DE CERTAINES

# ADÉNITES INGUINALES

## PAR LA

# MÉTHODE DE L'ASPIRATION

# ÉTUDE SUR LE TRAITEMENT

## DE CERTAINES

# ADÉNITES INGUINALES

PAR LA

## MÉTHODE DE L'ASPIRATION

PAR

## L. LE PILEUR,

Docteur en médecine de la Faculté de Paris,
Interne à Saint-Lazare,
Médaille de bronze (externat 1868).

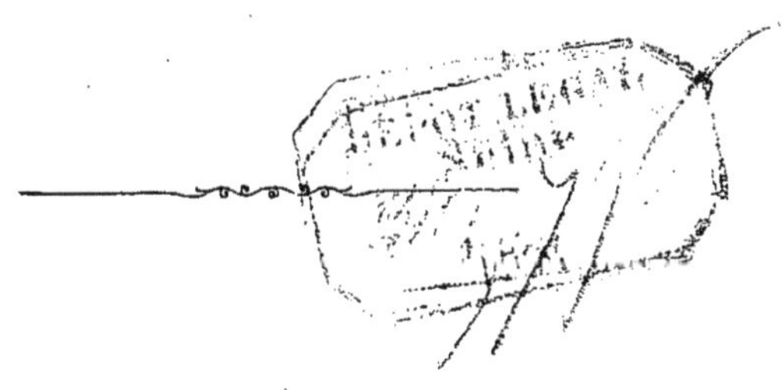

PARIS

ADRIEN DELAHAYE, LIBRAIRE-ÉDITEUR

PLACE DE L'ÉCOLE-DE-MÉDECINE

—

1874

A M. A. DE R

Reconnaissance et affectueux dévouement.

# ÉTUDE SUR LE TRAITEMENT

## DE CERTAINES

# ADÉNITES INGUINALES

## PAR LA

## MÉTHODE DE L'ASPIRATION

---

### AVANT-PROPOS.

Lorsque M. le D<sup>r</sup> Dieulafoy présenta, le 2 novembre 1869, son appareil à l'Académie de médecine, la note qu'il y joignit indiquait déjà toutes les circonstances pathologiques dans lesquelles l'idée nouvelle créerait bientôt des opérations nouvelles aussi, ou plus simples que les anciennes. Tout entier à ce problème résolu : « aspiration des liquides sans introduction de l'air par la plaie, » l'inventeur ne s'arrêta pas dès l'abord au traitement des abcès chauds. Ce ne fut que plus tard qu'il y revint (1). Mais, comme dans toutes les découvertes d'une utilité réelle, la voie qu'il avait tracée conduisit d'autres chercheurs à de nouveaux aperçus. La France, la Russie, la Belgique, l'Allemagne, fournirent, à peu près en même temps, des observations. Ces travaux, peu nombreux et encore aujourd'hui peu connus, ne l'étaient point du tout à l'époque où,

(1) Traité de l'aspiration de liquides morbides. Paris, 1873.

ayant vu M. le D<sup>r</sup> Filleau ponctionner un abcès ganglionnaire de la région sous-maxillaire, l'idée nous
vint d'appliquer ce mode de traitement aux adénites inguinales, aux bubons suppurés, que nous avions l'occasion fréquente d'observer dans notre service, à Saint-
Lazare. — La durée considérable du traitement chez les
malades opérées devant nous par le bistouri, les décollements et les délabrements de toute sorte, dont ces
opérations étaient toujours suivies, nous enhardirent à
faire l'application d'un procédé que nous n'avions encore vu employer que pour la thoracentèse, et nous devons dire ici que nos efforts furent puissamment secon-
dés par les excellents conseils de notre savant maître
M. le D<sup>r</sup> Boys de Loury, dans le service de qui nous
avons pris toutes les observations qui font le sujet de
cette thèse.

Nous ne voulons point ici soulever une question de
priorité, puisque, d'abord, c'est à celui qui a eu le premier l'idée d'aspirer par le vide préalable les liquides
morbides, que la priorité revient de droit, et, qu'en second lieu, une observation de M. le D<sup>r</sup> Libermann, da-
tée d'octobre 1871, est antérieure d'une année à notre
première tentative; mais, nous le répétons, le fait était
encore assez peu répandu pour que notre maître M. le
D<sup>r</sup> Fournier ait fait mention dans sa clinique de Lour-
cine (été 1873) des recherches auxquelles nous nous li-
vrions à ce sujet, et dont la première datait de novembre 1872. Ce que nous désirons avant tout, c'est appeler
l'attention sur un modus faciendi qui nous est propre,
et que nous n'avons vu indiqué dans aucune des observations qu'il nous a été possible de consulter, à savoir :
la *ponction unique*. Nous reviendrons, du reste, en temps

et lieu sur ce point auquel nous attachons une grande importance.

Il n'entre pas dans le cadre très-restreint que nous nous sommes tracé d'étudier les différents traitements proposés pour les adénites. Toutefois, dans le cas qui nous occupe plus spécialement, les *adénites inguinales arrivant à suppuration*, les moyens tentés précédemment étant assez variés, nous analyserons ceux qui se rapprochent le plus de la méthode nouvelle, et nous essaierons de comparer leurs résultats; après quoi nous exposerons les essais qui procèdent directement de l'aspiration. Nous étudierons ensuite les différentes formes d'adénites, et nous verrons dans quels cas le procédé que nous recommandons a le plus de chances de réussir. Nous décrirons en détail le procédé opératoire et les soins consécutifs que nous avons souvent modifiés; enfin, nous terminerons par une série d'observations et par un tableau statistique aussi complet qu'il nous est possible de le faire. Ce tableau nous semble être l'argument le plus solide de la thèse que nous soutenons; les faits dont il résume l'ensemble permettent, croyonsnous, de conclure en faveur du mode opératoire dont l'expérience nous a prouvé l'efficacité. La plupart des auteurs que nous avons dû consulter ont négligé d'indiquer la durée du traitement. Ils enregistrent le succès obtenu; mais au bout de combien de temps? Sans doute, la seule absence de cicatrice suffirait pour préférer les ponctions aux incisions; mais si, comme nous le croyons, nous pouvons prouver qu'à cet avantage se joint celui d'abréger notablement une maladie bien connue pour être, en général, très-longue par ses suites et ses complications, nous aurons atteint notre double but.

EXPOSÉ SOMMAIRE DES PRINCIPAUX MODES OPÉRATOIRES.

La description du procédé opératoire, sujet de cette étude, doit, ce nous semble, être précédée de l'exposé des divers modes d'opération auxquels on a recours, la suppuration étant établie et n'ayant pu être enrayée par aucun des moyens préventifs employés jusqu'à ce jour : sangsues, vésicatoires, suivis ou non d'application de teinture d'iode, de solution caustique de sublimé, iode métallique, etc., moyens dont l'efficacité est souvent si grande qu'on est tenté de se demander si le bubon devait réellement suppurer.

Tant que le pus est répandu seulement dans les mailles du tissu cellulaire, pourvu que ce ne soit pas un bubon virulent, on peut espérer sa résorption ; les bubons les plus avancés en apparence, et dans lesquels le microscope ferait certainement reconnaître la présence de globules de pus disséminés, rétrogradent et disparaissent sous l'influence de divers traitements, avant l'époque où l'on présumait avoir à faire une ouverture ; mais considérons la maladie un peu plus tard, quand tous les moyens à la disposition de la science ont échoué. Le pus est non-seulement formé, mais collecté ; il est là, il faut qu'il sorte. Quel moyen faut-il employer pour lui donner issue ?

Dans sa thèse inaugurale (1) Lecœur vantait, en 1834, des ponctions faites dans le derme avec un acupunc-

(1) Lecœur. Thèse de 1834, n° 20.

teur en bois de chêne, fort aigu et durci au feu, pour porter profondément un caustique destiné à modifier les tissus. Ces ponctions étaient précédées de mouchetures faites avec une lancette bien acérée, pour préparer par un dégorgement local les parties à cette cautérisation. Ce procédé n'a jamais été, que nous sachions, fort employé, et nous n'avons trouvé aucune indication numérique qui pût nous fournir un point de comparaison.

Les ponctions multiples avec le bistouri ou la lancette ont été vantées, surtout par Vidal de Cassis (1); mais quels que soient les résultats obtenus ainsi, et que le manque de renseignements numériques ne permet pas de constater, ce procédé aura toujours pour nous un grave inconvénient; la transformation possible de plusieurs plaies en chancres.

« *Ne faites qu'une incision*, dit M. Ricord, cela est suffisant dans les cas d'adénite simple; cela est prudent pour un bubon de nature virulente; car si le pus spécifique doit contagionner les plaies que trace le bistouri, pourquoi multiplier les ouvertures et *créer ainsi autant de chancres nouveaux*. Je ne vois d'avantages aux ponctions multiples que dans le cas où le foyer est considérable, se vide mal, ou bien lorsque plusieurs ganglions sont simultanément atteints » (2).

Si l'adénite n'est consécutive qu'à une lymphangite causée par une plaie simple; si, par conséquent, on n'a pas de virulence à craindre, dans ce cas encore l'aspiration sera préférable au procédé de Vidal.

Les maîtres les plus illustres ont prescrit d'inciser

(1) Annales des maladies de la peau, t. IV, p. 25. — Gazette des hôpitaux, 1848, p. 567. — Gazette médicale, 1852, p. 24.
(2) Ricord. Leçons sur le chancre, p. 89-90.

plus ou moins largement le foyer purulent, sans s'arrêter aux inconvénients de la cicatrice et de la durée
du traitement. Nous indiquerons plus loin (page 22)
les circonstances dans lesquelles cette méthode peut et
même doit être suivie. Éviter les cicatrices, guérir plus
vite, tels sont les avantages que, depuis longtemps, on
s'est efforcé d'obtenir par des procédés qui se rapprochent à certains égards de celui que nous proposons et
qui, de même que ce dernier, permettent, dans un cas
exceptionnel, de recourir, comme ressource extrême,
à la grande incision.

Deux de ces procédés surtout méritent une sérieuse
attention, ce sont les sétons filiformes et les ponctions
sous-cutanées. M. Bonnafont (1) prescrit, lorsqu'il y a
fluctuation, de traverser l'abcès de part en part, à sa
base, avec une aiguille portant un séton filiforme. Celui-
ci étant établi, l'abcès se vide lentement, mais d'une
manière continue. On aide à ce résultat en comprimant
le centre du foyer. M. Bonnafont publia, en 1856, à
l'appui de sa méthode, une statistique suivant laquelle
24 malades opérés à l'hôpital du Roule présentaient
une moyenne de 19 journées de traitement.

Nous dirons tout à l'heure (voir page 14) qu'une
raison physiologico-anatomique donne une grande su-
périorité au trocart sur le bistouri, nous ne parlons, bien
entendu, que de l'adénite inguinale, mais ce qui complète l'avantage de cet instrument, c'est l'*aspiration*
produite par *le vide préalable* fait dans un récipient. Certainement c'est déjà beaucoup de ne faire que deux

(1) Union médicale, 1853, p. 240, 617, 626; 1856, p. 611. — Gazette
médicale, 1856, p. 794, 818; 1858, p. 278. — Archives gén. de médecine,
tome II, p. 112.

petites plaies, au moyen d'une aiguille, d'un trocart très-petit et suffisant seulement à l'introduction d'une petite mèche, d'un séton réduit à deux ou trois brins de fil, mais quoique les deux ouvertures permettent mieux qu'une seule l'écoulement facile et continu du pus, on ne peut avoir la prétention de vider complètement par ce moyen une poche d'abcès.

En outre, la compression ne semble pas pouvoir donner des résultats favorables. En effet, si, comme le veut M. Bonnafont, elle est médiane et porte sur le milieu du séton, la mèche, dans son déplacement, rompra les adhérences qui commençaient à se former, grâce à la compression ; si celle-ci portait sur une quelconque des ouvertures, la moins déclive probablement, à quoi bon le séton ?

Qu'on nous pardonne de discuter un procédé qui compte beaucoup d'admirateurs et qui a donné des résultats si beaux ; mais nous connaissons deux faits de ce genre. Le premier était un cas grave d'adénopathies multiples et bi-inguinales, ayant pour cause immédiate un herpès des membres inférieurs. On passa un séton filiforme dans chacun de ces abcès, au nombre de sept ou huit ; mais quand, le fil étant retiré et les orifices bouchés, on croyait tenir la guérison, tout à coup le pus se reformait, il y avait une fusée, et en fin de compte le malade ne fut guéri que onze mois après le début de l'affection ; encore avait-on été obligé de mettre à ciel ouvert, par de grandes incisions, tous les clapiers.

Le second cas que nous pouvons citer, est notre observation n° IV. Là nous avons eu recours au séton, puis au drain en caoutchouc, effrayé que nous étions et de la dimension de la poche et de la reproduction constante du pus. Mais une plus longue expérience nous a démontré que nous aurions pu nous contenter d'une seule ouverture, et avec un peu de patience, nous ne doutons pas que nous n'eussions obtenu là un succès plus rapide peut-être, comme nous l'a prouvé l'observation n° X qui est presque identique.

Dans l'observation IV, la durée du traitement a été de trente jours, dans l'observation X, de treize jours seulement. (Voir Tableau résumé des observations, page 47, observations IV et X, pages 33 et 35.)

Vers l'époque où M. Bonnafont appliquait le séton filiforme au traitement du bubon, le D<sup>r</sup> Milton (1) proposait de pratiquer, avec l'aiguille en fer de lance de Dieffenbach, une ponction sous-cutanée dans la partie inférieure de la tumeur, en pénétrant par la peau saine. On faisait écouler le pus par de douces pressions, puis on fermait la plaie avec de la colle de poisson, du collodion ou un tampon de charpie. Il fallait obtenir son oblitération, et ne la rouvrir sous aucun prétexte, mais revenir à la ponction aussi souvent que le foyer se remplissait. Tantôt la ponction, pratiquée ainsi tous les jours, a guéri en quatre ou cinq jours, tantôt pratiquée à plus d'intervalle, elle a amené la guérison en huit ou quinze jours.

M. Milton dit avoir employé très-souvent cette méthode avec un succès constant. On peut regretter toutefois de ne connaître ni le nombre, ni le genre des adénites ainsi traitées, et il est possible que le chirurgien ait rencontré de ces cas heureux comme celui de l'observation C (page 45), que nous devons à l'obligeance de M. le D<sup>r</sup> Chéron; dans ce cas, après une seule aspiration, la compression ayant été faite immédiatement, il

_______

(1) Gazette médicale, 1855, p. 219.

y a eu pour ainsi dire réunion par première intention. Sur les 24 adénites inguinales et les 6 adénites cervicales que nous avons opérées, il ne nous a jamais été donné d'avoir un succès aussi rapide, sauf pour un phlegmon situé sur la ligne blanche à deux travers de doigt au-dessous de l'ombilic et qui a été guéri en six jours, le pus ne s'étant pas reproduit après la première ponction.

Par le procédé suivant, le Dr Danieli (1) a guéri 10 bubons aigus en neuf ou dix jours. Le bubon étant complètement mûr, incision de 1/2 centimètre au point culminant. On vide le foyer, puis injection d'une solution de sulfate de cuivre 1 gramme, pour eau 100 gr., réitérée après vingt-quatre heures.

Pour nous, le chirurgien italien a eu très-probablement affaire à des bubons uniquement ou presque uniquement parenchymateux, ceux, entre autres, qu'il est impossible d'opérer par l'aspiration, ainsi que nous le dirons plus loin (page 22).

M. le Dr Panas a bien voulu nous donner communication d'un procédé souvent employé par lui et dont il obtient d'excellents résultats. Ce procédé consiste à faire, *perpendiculairement* au pli de l'aine, une seule et très-petite ponction avec le bistouri. M. Panas, s'appuyant sur les indications formelles de Malgaigne, pense que, contrairement au précepte chirurgical suivant lequel une incision doit être parallèle aux fibres musculaires, il faut, par exception, agir autrement dans l'adénite inguinale.

En effet, l'incision parallèle aux fibres ayant pour

(1) Gazette médicale de Lyon, 1868; p. 14. Extrait du *Giornale di medicina militare.*

but, en ne s'opposant pas au rapprochement des bords
de la plaie, rapprochement dû à l'élasticité de ces mêmes
fibres, de hâter la cicatrisation, il arrive presque toujours que les deux extrémités de l'incision se recollent ;
le milieu tend à en faire autant, le pus se trouve ren-
fermé, d'où les clapiers et les trajets fistuleux. Aussi le
chirurgien s'efforce-t-il toujours de maintenir les bords
de son incision écartés, par des bourdonnets de charpie
sèche qu'il introduit de force jusqu'au fond de la plaie ;
mais, vains efforts, la nature poursuit inintelligemment
son œuvre réparatrice, entre le fond de la plaie et la
peau, des fibres de nouvelle formation s'entrecroisent,
enfermant dans leurs mailles des gouttelettes de pus qui
seront l'origine d'un nouvel abcès, les bords écartés
bourgeonnent, et comme ils ne peuvent se joindre,
l'élasticité les amène à se renverser. Au contraire, lorsque l'on coupe les fibres perpendiculairement à leur di-
rection, en se rétractant elles font bâiller la plaie qui se
maintient ouverte, sans l'aide des moyens de pansement
et aussi longtemps que besoin est. Cette théorie si ratio-
nelle nous semble expliquer en grande partie le succès
de l'ouverture par le trocart.

En effet cet instrument ou, mieux encore, l'aiguille
tubulée à laquelle nous avons donné la préférence, ne
se borne pas à séparer les fibres élastiques, elle en sec-
tionne quelques-unes et très-suffisamment pour que
le moindre obstacle, trois ou quatre brins de charpie,
maintienne la plaie ouverte. L'abcès, une fois vidé par
l'aspiration, le pus peut donc se reproduire impunément sans que des traces laissées par l'instrument aient
besoin d'un travail de l'organisme pour être réparées.
Il s'écoule en permanence ou bien on lui donne issue

de temps en temps en aidant par une compression modérée la réunion des parois de l'abcès.

Nous ne pouvons parler d'après notre expérience
personnelle des résultats obtenus par la méthode de
M. Panas. Nous l'avons essayée une fois seulement et,
le bubon se trouvant malheureusement virulent, la
plaie est devenue chancreuse. Quoique la guérison n'ait
pas été retardée au-delà des limites ordinaires (78 jours,
chiffre inférieur à notre moyenne des adénites opérées
par incision qui est de 82 jours, voir tableau II, p. 48)
cette observation n'est pas assez concluante pour méri-
ter de figurer dans une statistique.

Le *Lyon médical* de 1871 indique une méthode de
traitement développée dans un journal de Vienne, et
due à M. Wertheim. Ce médecin cherche à obtenir la guérison des bubons en provoquant la résorption des pro-
duits épanchés. Il emploie dans ce but l'injection sous-
cutanée. Diverses solutions, celles de morphine, de
camphre, de sulfate de cuivre peuvent être employées
suivant les circonstances; celle de chlorhydrate de
morphine (0 gr. 20 p. 4 gr. d'eau) est préférée par l'au-
teur dans la plupart des cas. Lorsque l'abcès est arrivé
à maturité, on le ponctionne au moyen d'une grosse
aiguille ou du tube de la seringue de Pravaz, on évacue
par une douce pression le pus et on injecte huit à dix
gouttes de la solution. On a soin du reste de montrer
au malade à vider lui-même toutes les trois heures, le
liquide qui aurait pu s'amasser. L'injection est d'abord
répétée chaque jour, plus tard, on ne la pratique qu'à
longs intervalles. Dès la première ponction, cessation
presque immédiate de la douleur dans l'abcès... au bout
de trois ou quatre semaines, la suppuration est complè-

tement tarie sans laisser de cicatrice. L'induration circonvoisine diminue peu à peu (*Wien medic. Wochenschrift*, 1870).

Sans vouloir nier l'action possible de l'injection dans le foyer, nous pensons que beaucoup de lecteurs attribueront comme nous les résultats heureux de cette méthode à l'évacuation répétée du pus par l'ouverture capillaire.

Le *Bulletin de l'Académie de médecine belge* (1873, 3ᵉ série, p. 709) contient un mémoire du docteur Crocq sur le traitement des abcès des ganglions lymphatiques par les ponctions capillaires. M. Crocq invoque l'autorité de Velpeau qui ouvrait, dit-il, ces abcès par une ponction étroite; il prescrit d'inciser de bonne heure; « L'incision étroite ou la ponction au moyen du bistouri, pratiquée le plus tôt possible, est, dit-il, de tous les procédés mis en usage, celui qui donne les meilleurs résultats. Ceux-ci, toutefois, ne sont pas encore parfaits..., il reste une cicatrice plus ou moins étendue... Je suis parvenu à éviter ces inconvénients en remplaçant l'incision par la ponction pratiquée dans le foyer au moyen de l'aiguille exploratrice cannelée ou d'un fin trocart explorateur. Cette ponction étant opérée, je retire l'instrument et, par des pressions exercées sur la tumeur j'en fait sortir le plus possible de matière. Si l'abcès est étendu et si le liquide ne s'écoule pas facilement, je fais des ponctions multiples en des points différents. On peut en faire ainsi 2, 3, 4 ou 5 tous les jours ou tous les deux jours, on renouvelle l'opération, soit aux mêmes places, soit à des places différentes; quelquefois il suffit de presser un peu fortement pour faire écouler le pus par une des ponctions déjà opérées. Au bout de quelques jours, la matière devient moins abondante et plus séreuse, les leucocytes disparaissent, et elle prend une teinte rougeâtre; c'est une preuve que la guérison s'opère.

« Quelquefois on observe alors un gonflement plus prononcé, mou et pâteux; si on y fait une piqûre, il n'en sort qu'un peu de sang et de sérosité. Ce gonflement disparaît assez rapidement...

».... De suite après la guérison, les piqûres paraissent à la surface de la peau comme autant de points rougeâtres, mais bientôt ils pâlissent et ne laissent plus de trace sensible... J'emploie cette méthode, dans les cas aigus, dès que la fluctuation est devenue bien évidente et, dans les cas chroniques, la fonte purulente étant assez avancée, sans avoir encore déterminé le décollement et l'amincissement de la peau. Ces accidents, toutefois, ne créent aucune contre-indication à son emploi; on évite de piquer les parties les plus minces de peur d'altération consécutive. Depuis une dizaine d'années que je fais usage de cette méthode, j'ai eu souvent l'occasion de l'employer et elle m'a donné de constants succès; jamais je n'ai vu survenir d'ulcération. »

Il ne s'agit dans tout ce qui précède que des adénites cervicales.

« J'ai employé, ajoute M. Crocq, la même méthode avec succès à l'ouverture des bubons suppurés.

« Appliquée à temps, lorsque le foyer suppurant est bien formé et que la peau n'est pas encore décollée ou fortement amincie, elle doit toujours réussir, sauf le cas de bubons chancreux.... dans ceux-ci le pus virulent ulcérera nécessairement la piqûre.... « Suit l'observation relatée page 44.

BIBLIOTHÈQUE NATIONALE

Le mémoire de M. Crocq contient en outre les cita-
tions suivantes : « Dans le cahier de mars 1871 du
Journal de la Société des sciences médicales et naturelles
de Bruxelles, on trouve le compte rendu d'un article
publié par le docteur Lawson Tait dans le *British me-
dical journal*, sur l'ouverture des abcès glandulaires
par de petites ponctions. M. Lawson ponctionne au
moyen d'un fin trocart, puis il aspire le pus à l'aide
de la seringue à injection hypodermique. Il prescrit
de ne jamais faire suivre deux fois à l'aiguille le même
trajet. »

Dans la même année 1871 (sans date plus explicite)
le compte rendu annuel de Canstatt (Jahresbericht über
die Leistungen und Fortschritte in der gesammten me-
dicin, Berlin, 1872, tome II, p. 305) a publié le résumé
des travaux du docteur Lorentzer sur le même sujet.
Ce médecin ponctionnait avec un trocart de un demi à
un millimètre de diamètre, puis retirait le liquide au
moyen de l'aspirateur de Dieulafoy. Toujours le trajet
est devenu fistuleux et le docteur Lorentzer n'a retiré
de ce procédé aucun avantage. Il a essayé de faire après
l'aspiration des injections avec une solution d'acide
phénique ou de sel marin, puis il pansait avec de la
charpie anglaise imbibée de collodion styptique et appliquait la compression. Il n'a jamais eu de succès et
a renoncé à ces tentatives. »

Nous trouvons là une des premières applications de
l'aspirateur au traitement de l'adénite inguinale, mais
pendant que le médecin allemand échouait dans ses
essais, d'autres praticiens obtenaient de tout autres résultats et nous arrivons enfin à une série d'observations, dont quelques-unes ont immédiatement précédé

les nôtres, à des procédés fort analogues, sinon identiques à celui que notre expérience nous permet de proposer.

*La Gazette des Hôpitaux* (1873, p. 98) résume une note due à M. de Kieter, professeur de clinique chirurgicale à Saint-Pétersbourg. On y lit que la méthode aspiratrice de M. Dieulafoy et son appareil sont employés en Russie depuis le commencement de 1870, époque où le premier exemplaire de cet appareil y fut apporté. Les rapports officiels des médecins des hôpitaux donnent les résultats obtenus dans diverses affections par cette méthode et constatent qu'avant 1873, le docteur Schœnfeld, chirurgien à l'hôpital militaire de Kieff, avait traité par l'aspiration 76 bubons suppurés.

M. le docteur Dieulafoy, dans son *Traité de l'aspiraration des liquides morbides* (1) page 458, parle des opérations de M. Schœnfeld et cite en ces termes ses conclusions :

1° On peut avec l'aspirateur évacuer le pus des bubons à une époque où les téguments externes ont encore leur aspect normal, et sans craindre l'introduction de l'air dans le foyer.

2° Cette opération prévient les infiltrations sous-cutatées, la guérison se fait assez promptement, la cicatrice est presque invisible et les aspirations répétées constituent le traitement le plus rationnel des bubons suppurés.

Dans le même ouvrage, page 455, M. Dieulafoy, parlant du traitement des adénites par aspiration, s'exprime ainsi : « Les adénites suppurées peuvent être

(1) Paris, G. Masson, 1873.

traitées avec avantage par les ponctions aspiratrices ;
le pus se reforme, en général, avec une grande facilité,
mais on le poursuit à mesure qu'il se reproduit, et on
pratique, si c'est nécessaire, deux ou trois aspirations
par semaine, jusqu'à complet épuisement... Le même
procédé a été appliqué avec avantage au traitement des
bubons suppurés. Notre savant ami, M. le Dr Libermann,
médecin à l'hôpital militaire du Gros-Caillou, a bien
voulu nous communiquer un résumé de son mémoire
encore inédit sur le traitement de l'adénite inguinale
suppurée, et c'est à lui que revient l'honneur d'avoir appliqué le premier l'aspiration au traitement du bubon.
L'observation suivante peut rendre un compte exact
de la méthode employée et du résultat obtenu (voir l'observation B. page 44).

M. Libermann a appliqué l'aspiration à trente-six
adénites inguinales, savoir :

Adénites virulentes, neuf ;

Adénites sympathiques, vingt-sept.

Sur les neuf adénites virulentes, la méthode d'aspiration a réussi complètement dans cinq cas, et elle a
échoué dans quatre. Dans les cinq cas de réussite, la
moyenne du traitement a été de vingt-deux jours, et la
moyenne des aspirations de dix. Dans les quatre cas
d'insuccès, les piqûres se sont ulcérées et ont formé un
chancre cutané, qui a demandé, pour se cicatriser, le
temps ordinaire.

Si on recherche la cause de ces derniers insuccès, on
la retrouve dans la période où l'aspiration a été faite,
car la réussite a d'autant plus de chance qu'on n'attend pas, pour pratiquer la piqûre, que la peau soit
rouge, amincie, et décollée.

Les vingt-sept cas de bubons sympathiques, sont ainsi divisés :

Bubons sympathiques à la suite de chancres mous, dix ;

Bubons sympathiques à la suite de chancres indurés, quatorze ;

Bubons sympathiques d'emblée, trois.

Dans la catégorie des bubons survenus à la suite de chancres mous, nous trouvons quatre guérisons obtenues dans l'espace de quatre à huit jours, et six guérisons dans une moyenne de quinze jours à trois semaines. Dans la catégorie des bubons survenus à la suite de chancres indurés, nous trouvons neuf guérisons obtenues dans une moyenne de quinze jours, et cinq guérisons dans un espace de trois semaines à un mois.

Quant aux bubons d'emblée, deux ont été guéris au bout de huit jours et un après un mois. »

M. le D^r Castiaux, dans sa thèse inaugurale (1), rapporte qu'en novembre 1871, M. le D^r Lannelongue, ayant incisé, chez une jeune fille de 13 ans, lympathique, un abcès ganglionnaire au côté gauche du cou, vit, trois semaines après, un autre abcès se développer à droite. Dès que la fluctuation fut constatée, M. Lannelongue ponctionna avec l'aiguille aspiratrice n° 2. Il retira une cuillerée à potage d'un pus crémeux, filant, qui se concréta immédiatement dans l'eau.

Le pus ne se reproduisit pas et l'abcès guérit sans autre traitement.

Voici où en est jusqu'à présent l'historique de ce sujet ; on verra plus loin quelles modifications nous avons introduites dans l'emploi de l'aspirateur.

(1) Documents pour servir à l'étude de la méthode aspiratrice. Paris, 1873.

### DANS QUELS CAS DOIT-ON EMPLOYER L'ASPIRATION.

Le titre même de ce travail et ses proportions nous interdisent d'entrer dans des détails inutiles à notre point de vue sur l'étiologie différente des adénites inguinales. Peu nous importe, en effet, qu'elles soient : ou essentielles, si tant est qu'il en existe de semblables ; ou symptomatiques d'une affection quelconque, depuis la plus innocente écorchure jusqu'au chancre infectant, ou, en même temps, symptomatiques et virulentes (bubon d'absorption), comme on les rencontre quelquefois après le chancre mou. Ce qui doit nous préoccuper surtout, ce n'est donc pas leur nature, mais bien leur forme, car nous n'avons pas la prétention de pouvoir toujours appliquer, avec le même succès, la méthode que nous recommandons.

Dans l'adénite pure, exclusivement ganglionnaire ou parenchymateuse de Velpeau, une ponction aspiratrice ne donnerait rien de bon au début, et la dégénérescence caséeuse du ganglion est, dans cette forme, une terminaison trop fréquente, pour que l'aspiration puisse être d'une utilité quelconque à ce moment. Tout au plus, quand le tissu propre de la glande est complètement ramolli, quand il est pour ainsi dire fondu, pourrait-on essayer de l'aspirer, mais, dans ce cas, la tumeur est bien peu volumineuse, une incision permet de vider la poche complètement, et comme on n'a pas de fusée purulente à craindre, le pansement à plat amène une guérison rapide, et l'on peut même tenter une réunion immédiate.

Mais cette forme est rare et se complique, le plus souvent d'un phlegmon sous ou péri-ganglionnaire, et nous prendrons pour type de ces adénites le bubon strumeux et le bubon virulent et d'absorption. Pour le premier de ces deux accidents, on devra encore avoir recours à un moyen de traitement autre que l'aspiration, d'abord parce que le pus ne se collecte jamais bien, qu'i-est quelquefois très-difficile de l'atteindre avec le trocart, quand il est profondément situé, et qu'enfin le ganglion malade met un temps si long à se détruire, ce qui lui arrive le plus souvent, qu'il est, croyons-nous, beau coup plus simple de l'enlever dès le début. Cependant, il peut se présenter tel cas où le pus soit bien collecté, et alors, comme dans tous les cas analogues, nous recommanderons la ponction, car de deux choses l'une, ou bien le ganglion est encore sain et ne subira peut-être qu'une simple inflammation de voisinage, ou bien il est malade, et il sera toujours temps de l'enlever comme on voudra. Mais, noús le disons encore, dans cette forme de bubon qui, sans être rare, n'est pas très-fréquente, l'aspiration ne donnerait que des résultats médiocres. Dans notre tableau statistique (voir page 47), nous avons cité quatre faits de ce genre (n<sup>os</sup> 12 et 15), qui, à eux seuls, élèvent la moyenne de la durée du traitement de 17 jours à 23.

Nous n'en dirons pas autant du bubon virulent, qui présente, le plus souvent, un phlegmon sous-cutané ou péri-ganglionnaire; sa marche est, sans comparai-son, plus rapide, le ganglion suppure fatalement et vite, et dans l'ignorance ou l'on est toujours de sa nature, nous pensons qu'on doit le ponctionner. Le pis qui puisse arriver, comme nous l'avons fait remarquer dans l'observation XI (page 37), c'est que l'ouverture devienne chancreuse ou qu'il s'en produise une autre naturellement, mais alors on traite ces plaies comme un chancre simple, et en fin de compte, ce n'est pas la méthode qu'il faut rendre responsable de la virulence du pus.

Pour toutes les autres formes, qui sont de beaucoup les plus fréquentes, nous voulons parler des adénites sous-cutanées, simples ou multiples, adénites dans lesquelles les ganglions entrent rarement en suppuration, la méthode dont nous allons exposer le manuel opératoire nous a donné d'assez beaux résultats, pour que nous espérions la voir favorablement accueillir par nos maîtres.

PROCÉDÉ OPÉRATOIRE.

En substituant à l'ouverture des bubons suppurés par l'incision ou le caustique les ponctions simples ou multiples, le séton filiforme, etc, et enfin l'emploi de l'aspirateur, les chirurgiens ont tous ou presque tous posé en principe :

1° L'avantage d'éviter l'introduction de l'air après l'évacuation du pus ; d'où l'emploi d'aiguilles fines et l'occlusion de la petite plaie ;

2° L'innocuité généralement admise des piqûres multiples ; d'où le précepte de ponctionner sur d'autres points et aussi souvent qu'il était nécessaire dès que le pus se reformait.

Pour nous et dans le cas dont il s'agit, la méthode de Dieulafoy nous a semblé contenue tout entière dans cette proposition :

*Par une plaie insignifiante et au moyen d'une forte aspiration due au vide préalable, retirer le pus aussi complètement que possible.*

Nous ne pouvions nous arrêter à l'idée que l'introduction de l'air extérieur fût nuisible dans une affection que de grandes incisions faisaient et font encore traiter à ciel ouvert, aussi nous sommes-nous toujours efforcé d'empêcher la fermeture de la petite plaie et, par ce moyen, nous avons toujours vu la poche pyogénique se vider journellement sans qu'il fût besoin d'avoir recours à de nouvelles ponctions.

Loin de considérer comme inoffensives ces ponctions, nous nous rappelions les leçons de M. Ricord (V. p. 9). Et lors même que nous n'aurions pas eu à redouter leurs conséquences et la possibilité d'un bubon chancreux, pourquoi laisser, après une première ouverture, s'accumuler du pus dans des tissus qu'il distend forcément et qu'il empêche de revenir sur eux-mêmes ? N'a-t-on pas toujours cherché au contraire à l'évacuer le plus complètement possible, soit par de grandes incisions préventives, soit par des petites quand la collection était bien formée ? N'est-ce pas à ce séjour du pus, en si petite quantité qu'il soit, que sont dus ces clapiers, ces décollements, qui font le désespoir du chirurgien et des malades, et dont on ne peut venir à bout qu'en mettant le foyer à découvert.

Et d'abord nous devons dire que, ayant à retirer du pus par le moyen d'un conduit relativement étroit, l'idée ne nous est jamais venue de ponctionner une adénite avant que le pus fût bien collecté. Si nous faisions une ponction, ce n'était pas pour faire avorter le phlegmon, comme on a eu l'intention de le faire par des incisions prématurées, c'était pour le guérir le plus vite possible. Nous pensons que, sauf de rares

exceptions, lorsqu'il y a du pus de formé, nécessairement il se collectera. Nous avons donc toujours attendu
ce moment, pensant, et l'expérience a paru nous donner raison, que le pus réuni et la poche de l'abcès bien
délimitée, nous avions plus de chance pour retirer
complètement le pus et pour voir la réparation se faire
plus rapidement.

Une autre considération nous engageait à temporiser. Nous avions appris de notre savant maître, M. le
D<sup>r</sup> Fournier, à « ne pas faire d'ouverture avant que la
fluctuation soit bien établie, dans le doute où l'on est
toujours sur la nature du bubon. » (1)

Ne nous guidant que sur ces motifs, et étant du
reste, comme nous l'avons dit (page 6), dans l'ignorance absolue des moyens qu'on employait ailleurs,
voici comment nous avons procédé.

Nous ne nous sommes jamais servi de l'appareil
Dieulafoy.

Nous n'avions à notre disposition que l'appareil de
M. Potain, et c'est avec le trocart n° 3 de cet instrument
que nous avons fait nos six premières ponctions. Mais,
soit maladresse de notre part, soit infériorité du côté
de l'instrument, nous avons trouvé dans son emploi
des inconvénients qui nous ont fait préférer le trocart
creux en bec de plume de M. Castiaux, à la thèse de
qui nous renvoyons pour la description de l'appareil (2).
Le principal avantage de cet instrument, c'est que, la
ponction une fois faite, on peut cacher la pointe du bec
de plume au moyen d'un mouvement de baïonnette

(1) Dict. de Méd. et de Chir. pratiques, p. 793.
(2) Castiaux. Thèse inaug. 1873.

très-simple, ce qui permet de parcourir la poche de l'abcès et d'aller à la recherche du pus sans craindre de piquer ou de blesser le malade. Nous nous sommes toujours servi du trocart n° 4, dont le calibre, 1 millimètre 3/4, est suffisant pour laisser passer de gros grumeaux de pus. Le robinet du trocart étant fermé, on fait la ponction obliquement, c'est-à-dire en faisant suivre à l'instrument un plan qui vient faire avec celui de la peau un angle assez aigu. Si l'abcès est assez volumineux, on devra ponctionner dans la partie la plus déclive, d'abord pour que le pus aidé par la compression puisse avoir un écoulement plus facile, ensuite, pour se réserver la possibilité d'une contre-ouverture supérieure si besoin était. Si le phlegmon est petit et qu'on ne puisse pas, comme cela arrive souvent, lui reconnaître une pente, il faut ponctionner toujours obliquement sur une partie quelconque de la surface, mais jamais au point où la peau est le plus amincie. La raison en est facile à comprendre, les bords d'une ouverture faite sur ce point s'ulcéreraient presque inévitablement.

Le trocart ayant traversé la peau et pénétré dans la poche, on met celle-ci en communication avec le récipient dans lequel on a fait le vide auparavant, l'index accuse de suite le passage du pus, alors on cache la pointe du trocart, et tenant l'instrument comme une plume à écrire, on lui fait parcourir toute la poche, écartant les tissus, si on le peut faire sans effort, mais ne forçant jamais un obstacle. Nous avons vu souvent l'écoulement du pus s'arrêter et reprendre à la suite d'un mouvement à droite ou à gauche. Ce temps de l'opération est assez long parce qu'il faut avoir grand soin de laisser le moins de pus possible, pas du tout si on le peut, mais presque toujours en trois ou quatre minutes, cinq au plus, cette manœuvre est terminée.

Si, comme l'a fait observer Velpeau, l'aspect extérieur de l'adénite est bosselée, ce qui peut faire croire à l'existence de plusieurs loges distinctes ayant chacune pour origine l'inflammation d'un ganglion différent, ou, quand ce symptôme extérieur manque, si l'on voit les tissus revenir sur eux-mêmes autour du trocart, mais rester tendus et gonflés un peu plus loin, il faut bien se garder, croyons-nous, de chercher à faire communiquer ensemble ces différentes poches, en introduisant de force l'instrument; il est préférable, et c'est dans ce cas-là seulement que nous les avons employées, de faire, comme le prescrit Velpeau, autant de ponctions qu'il y a de poches; de cette façon le pus s'écoule directement et n'est pas obligé de passer par des pertuis qui, plus tard, se cicatriseraient difficilement. Plusieurs cas de ce genre se sont présentés à nous, un entre autres (voir observation XIV, page 39) où nous avons eu affaire à des adénites multiples, tant à gauche qu'à droite, il y eut sept ponctions de faites et deux ouvertures naturelles, les poches ne communiquèrent jamais entre elles, sauf celles du côté droit qui s'étaient ulcérées spontanément et dont le pus avait eu le temps de détruire les parois intermédiaires.

Quand l'abcès est aussi bien vidé que possible, on retire le trocart et après avoir essuyé les quelques gouttes de sang qui s'écoulent presque toujours, on introduit dans l'orifice, à l'aide d'un stylet, une petite mèche composée de deux ou trois brins de charpie repliés sur eux-mêmes, il n'est pas nécessaire de l'enfoncer profondément, mais seulement assez pour qu'elle tienne. L'expérience nous a appris que, pour empêcher la cicatrisation souvent très-rapide de la petite plaie, cette méthode est préférable à la cautérisation au crayon de nitrate d'argent.

La ponction une fois faite, si les tissus ont repris leur position normale, si le toucher ne fait sentir sous le doigt aucun empâtement, aucune saillie pouvant faire craindre une complication ganglionnaire, on peut employer de suite la compression méthodique. Jamais ce procédé ne nous a donné de succès, employé ainsi au début, cependant, comme nous l'avons rapporté plus haut, une observation prise également à Saint-Lazare montre qu'il peut réussir. (Voir obs. C, p. 45.)

Pour nous, nous avons toujours vu, le lendemain, la poche distendue par le pus avoir un volume presque égal à celui qu'elle présentait la veille, et, de plus, cette compression avait fait beaucoup souffrir la malade. Nous nous sommes donc arrêté à l'emploi immédiat du cataplasme ; la mèche est changée deux fois par vingt-quatre heures, et au bout de quatre à cinq jours, quand la petite inflammation secondaire, quand cet empâtement, si bien décrit par Crocq, a cédé, on peut alors impunément, et on doit même employer la compression.

Cette compression méthodique, faite au moyen de plumasseaux de charpie et d'un spica, est renouvelée une fois par vingt-quatre heures. A ce moment on retire la mèche que l'on change, et quand, au bout de quelques jours, on ne fait plus rien sortir du foyer, comme on n'a plus à craindre l'oblitération de l'orifice,

on retire la mèche, et l'adénite est guérie. Cependant
ce n'est jamais ce jour-là que nous avons donné comme
date de la terminaison. Le petit pertuis met souvent
trois ou quatre jours à se cicatriser, et, comme on peut
le voir dans le tableau I, notre statistique donne, pour
la durée de la maladie, le nombre de jours écoulés entre la ponction et la cicatrisation absolue.

Nous ne croyons pas que les injections irritantes ou
même caustiques soient d'une grande utilité dans le
cours du traitement, lorsqu'on a affaire à un bubon
symptomatique sans complication. Nous ne les avons jamais employées que pour des bubons chancreux (solution de tartrate-ferrico-potassique); mais alors c'était le
chancre de l'aine que nous avions l'intention d'arrêter
dans son évolution, et (teinture d'iode) pour des bubons
dont l'étiologie, n'ayant rien de commun avec une affection vénérienne, procédaient certainement de la constitution scrofuleuse. Les résultats ne nous ont rien donné
d'assez positif pour que nous puissions attribuer à ce
traitement une part suffisante dans la guérison. (Voir
observation XIV, page 39.)


Avant de conclure, nous ferons remarquer, en finis-
sant ce chapitre, que les 24 opérations d'adénites inguinales faites par ce procédé, dont l'innocuité nous a toujours paru absolue, *n'ont jamais été suivies de décollement;*
Que l'instrument n'effraye pas le malade et ne cause
qu'une douleur insignifiante;
Enfin que l'exéguité de la plaie serait peut être une
raison de plus pour l'employer dans les bubons viru-
lents. Nous ne voulons pas être plus affirmatif, n'ayant
à citer que deux observations de ce genre.

# OBSERVATIONS.

**Observation I.** — Chancre mou à l'anus. Inoculation positive. Adénite inguinale droite. Ponction. Guérison de l'adénite en treize jours.

La nommé H. (Julie), 27 ans, fille soumise, entre à Saint-Lazare, le 15 novembre 1872, dans le service de M. le D^r Boys de Loury, c'est une fille d'une constitution vigoureuse. Elle a toujours été bien réglée et n'a jamais été malade gravement. Elle est déjà venue à Saint-Lazare plusieurs fois, mais pour des uréthrites simples.

*Etat actuel* (16 novembre) : A l'anus et postéro-latéralement, il y a une ulcération large d'un centimètre et demi, datant de huit jours et causant beaucoup de douleur à la malade. Ses bords sont irréguliers ; la surface ulcérée est creuse, suintante. Malgré la certitude à peu près complète du diagnostic, on pratique l'auto-inoculation sur la ligne blanche, à trois travers de doigt au-dessous de l'ombilic.

Rien au vagin. — *Dans le pli de l'aine droit*, adénite assez volumineuse, douloureuse depuis deux jours, et que la malade n'a remarquée que depuis ce temps. (Cataplasmes, repos absolu et bains.)

Le 18 novembre. Le résultat positif de l'inoculation ayant suffisamment confirmé le diagnostic, le nouveau chancre est détruit par le caustique de Ricord. (Charbon sulfurique.) L'adénite a augmenté rapidement de volume, la peau est rouge, la fluctuatien manifeste.

Le 21. La fluctuation est très-forte ; la malade se plaint d'insommie depuis deux jours, ce qui nous décide à faire la ponction, quoique la peau présente encore une certaine épaisseur. La ponction, pratiquée avec l'appareil de Potain, trocart n° 3, donne 32 grammes de pus. Spica avec une compression méthodique légère.

Le 22. La région est douloureuse. L'abcès est presque aussi gros que la veille, et l'orifice est bouché. Réouverture avec un stylet. Ecoulement d'une quantité de pus presqu'égale à celui de la veille. Une petite mèche est introduite.

Le 23. Le pus a continué à s'écouler avec abondance

Le 26. L'état est bon. Plus de saillie des téguments. La pression ne fait presque plus rien sortir. Mèche et compression méthodique (plumasseau de charpie et spica).

Le 30. La mèche est retirée.

Le 4 décembre. La cicatrisation est complète. Le chancre de l'anus n'est guéri que le 29. Exeat.

Le Pileur.                                                                 3

Obs. II. — Chancres mous à l'anus. Adénite inguinale droite. Ponction. Compression. Guérison de l'adénite en dix-huit jours.

La nommée P. (Marie), âgée de 22 ans, fille insoumise, entre à Saint-Lazare le 21 octobre 1872, dans le service de M. le D<sup>r</sup> Boys de Loury.

Antécédents : constitution scrofuleuse, teint pâle, bien réglée.

*État actuel* (23 octobre). Rien aux organes génitaux. Au pourtour de l'anus, *cinq ulcérations* dont quatre arrondies, de 2 millimètres de diamètre, et une allongée, de près d'un centimètre de long. Bords nets, à pic; suintement abondant. Léger engorgement ganglionnaire à droite, douloureux.

Le 3 novembre. La malade qui, malgré l'interdiction qui lui en a été faite, s'est levée et a marché, souffre beaucoup dans l'aine. Les glanglions ont augmenté de volume et sont très-douloureux. Les chancres suivent leur évolution.

Il y a de la fluctuation, mais la peau n'est ni rouge, ni tendue. (Cataplasmes.)

Le 22. Le phlegmon est long, étroit, assez irrégulier de forme. La fluctuation est manifeste partout et on sent très-bien au toucher deux ganglions volumineux excessivement sensibles.

La ponction est faite avec l'appareil de Potain (trocart n° 3), au centre de la tumeur, et donne deux cuillerées à café de pus très-épais. Le vide est fait à plusieurs reprises, une mèche de charpie est placée immédiatement. Compression modérée. Repos absolu.

Le soir. Fièvre assez forte (110). La compression est suspendue et remplacée par un bandage simple.

Le 23. La fièvre a cessé. On retire la mèche. Il s'écoule du pus de bonne nature. Une autre mèche est placée. Compression.

Le 2 décembre. La mèche qui, retirée chaque matin, ne laissait plus s'écouler depuis deux jours que deux ou trois gouttes de sé--rosité, ne laisse plus rien sortir aujourd'hui. On l'enlève définitivement. Plumasseau de charpie sèche et spica.

Le 7 décembre. La plaie est tellement rétrécie qu'elle ne permet plus l'introduction du plus fin stylet. Elle est absolument sèche et la région n'est plus douloureuse. La malade peut se lever.

Le 10. (18<sup>e</sup> jour de la ponction), la cicatrisation est complète.

L'état des chancres, pansés à l'iodoforme, s'améliore de jour en jour. Ils sont guéris le 24. Exeat.

Obs. IV.— Chancres mous à la vulve. Adénite inguinale gauche. Ponction
Compression. Guérison de l'adénite en trente jours.

La nommée W. (Caroline), 19 ans, fille insoumise, entre à Saint-
Lazare, le 9 décembre 1872, dans le service de M. le D' Boys de
Loury, pour y être traitée de la gale. Tempérament lymphatique.
Bien réglée. Elle a eu un enfant il y a deux ans.

Au moment de son entrée (10 décembre), elle est atteinte d'une
gale légère. Rien aux parties génitales.

Le 10. On remarque à la fourchette et dans la fosse naviculaire
deux ulcérations à base molle, bords nets, taillés à pic, à fond jaune,
douloureuses au toucher. Douleur assez vive dans l'aine droite avec
gonflement ; rien dans l'aïne gauche.

Le 16. La gale est guérie. Les deux ulcérations se sont fort peu
étendues, l'adénite augmente de volume.

Le 20. La fluctuation est bien manifeste, mais la peau n'est pas
tendue. Pas de rougeur. Expectation.

Le 24. Une légère rougeur apparaît à la peau.

Le 26. La tumeur a une étendue de 11 centimètres dans le sens
du pli inguinal, sur 8 centimètres de large. La peau est légèrement tendue. Le palper fait reconnaître une fluctuation bien
franche au milieu de laquelle il est impossible aux doigts de sentir
les ganglions. L'abcès doit être uniloculaire et son pourtour est
nettement défini.

La ponction est faite avec le plus gros trocart de l'appareil de
Potain et donne 54 grammes de pus bien lié. On touche au crayon
de nitrate d'argent les bords de la piqûre, et on établit une compression graduée avec de la charpie et un spica. Après l'opération,
les tissus revenus sur eux-mêmes permettent d'examiner les ganglions dont le volume est peu augmenté.

27 décembre. Fièvre légère (92). La pression digitale fait sortir
du liquide de la plaie dans laquelle on introduit une mèche. Con-
tinuation de la compression.

Le 28. La poche s'est presque complètement remplie, et lorsqu'on
la presse, il sort un jet de pus mal lié, qui, au début, est mêlé avec
du sang. La fièvre a cessé.

Le 29. Même état.

1er janvier 1873. Des grumeaux de tissu cellulaire sortent avec
le liquide, dont la quantité peut être évaluée, chaque matin, à 25 gr.
au moins. Cependant la présence d'un peu de sang vermeil, à la fin

de la compression, indique que la plaie bourgeonne intérieurement.

Le 2. La formation persistante du pus fait décider une contre-ouverture qui est pratiquée dans le sens de la plus grande longueur, avec le trocart courbe. On passe une mèche de séton faute de drain.

Le 5. On remplace la mèche par un drain.

Le 8. Le phlegmon sécrète en bien moins grande quantité.

Le 16. On retire le drain. Les ulcérations vaginales sont guéries.

Le 20. L'ouverture de la première ponction est cicatrisée.

Le 25. La contre-ouverture est fermée à son tour; les tissus présentent, sur une ligne parallèle au pli de l'aine et allant d'une ouverture à l'autre, une légère dépression sous laquelle le doigt éprouve la sensation d'une corde tendue. La peau a déjà repris presque complètement son apparence normale.

1ᵉʳ février. Exeat.

Obs. IX. — Scrofulide de la vulve. Inoculation négative. Adénite inguinale droite. Ponction. Compression. Guérison de l'adénite en dix-neuf jours.

La nommée T... (Joséphine), âgée de 20 ans, fille insoumise, entre à Saint-Lazare, dans le service de M. Boys de Loury, le 4 août 1873. Elle est petite, blonde, bien réglée depuis l'âge de 15 ans. Elle a eu dans son enfance des abcès scrofuleux du cou.

Le 14 décembre 1872, elle avait déjà été envoyée à Saint-Lazare avec le diagnostic *chancre de la fourchette*. On trouvait en effet la fourchette et la fosse naviculaire envahies par une ulcération à fond jaune, suintante, à bords irréguliers et taillés à pic, de 25 millim. de long sur 12 à 15 de large, que la malade disait porter depuis quatre ou cinq jours seulement, mais que, un mois plus tard, elle avoua dater du mois d'octobre. Rien dans l'aine gauche, mais on trouve à droite une tumeur dure, grosse comme un œuf de pigeon et douloureuse. Ces symptômes pouvaient en effet faire croire à un chancre mou; mais en interrogeant la malade, on apprend que cette tumeur date du mois d'août 1872, à la suite de fatigues, dit-elle; et l'auto-inoculation, pratiquée le 15 décembre, ayant donné un résultat négatif, on modifie ainsi le diagnostic : *Scrofulide de la vulve*.

D'ailleurs, pas d'antécédents syphilitiques ni d'accidents ultérieurs pendant les cinquante-quatre jours qu'elle a passés, à cette époque, à l'infirmerie de Saint-Lazare. Pour obtenir la guérison de cette ulcération (régime tonique; iodure de potassium, vin de quinquina

sirop d'iodure de fer, huile de foie de morue, pansement avec iodo·
forme, tartrate ferrico-potassique, et plus tard avec le crayon de
sulfate de cuivre). Sortie le 6 février 1873, elle portait toujours
son adénite que l'on s'était borné à badigeonner de temps en temps
avec de la teinture d'iode pure.

Elle rentre à Saint-Lazare le 4 avril 1873, pour une érosion légère de la lèvre postérieure du col. Etat saburral prononcé. L'adénite a doublé de volume. (Purgatif.)

Le 10. La malade qui se sent mieux, a joué dans la cour, malgré les recommandations, et souffre dans l'aine. (Cataplasmes.)

Le 15. Malgré le repos au lit, un état inflammatoire assez vio-
lent existe. Tension de la peau et suppuration assez profonde que
l'on perçoit malgré la dureté des téguments.

Le 25. Ponction au centre de la tumeur avec l'aiguille n° 4 de
Castiaux. Peu de pus et mal lié, mais mélangé de grosses masses de
tissu cellulaire (12 grammes en tout). Mèche et compression légère.

Le 26. La mèche est retirée. Nouvel écoulement de sérosité mêlée
de grumeaux de pus. Fièvre.

Le 28. Plus de fièvre. La malade ne souffre plus. L'écoulement
est toujours assez abondant lorsque l'on retire la mèche (une petite cuillerée à café). Le stylet introduit avec grandes précautions
fait reconnaître une petite poche que l'on pense formée par le ganglion détruit? Le traitement interne (iodure de potassium, huile de
foie de morue, vin de quinquina) a été continué depuis l'entrée de
la malade.

1er mai. L'érosion du col est presque guérie, et la plaie de l'aine
ne donne presque plus rien. Pansement à la charpie sèche et spica
compressif.

Le 4. Cicatrisation de la plaie de l'aine (neuvième jour de la
ponction).

Exeat le 6.

Cette malade, revue dans les premiers jours de juillet 1874, ne
portait à l'aine aucune cicatrice visible et avait continué à ne présenter, depuis sa dernière sortie, aucun accident syphylitique.

Obs. X.— Chancre à la fourchette chez une femme sypbilitique. Adénite
suppurée de l'aine droite. Inoculation positive. Ponction. Compression.
Guérison de l'adénite en treize jours.

C.... (Stéphanie), 24 ans, fille soumise, entrée le 1er mars 1873
dans le service de M. le Dr Boys de Loury.

*Antécédents*. Femme d'une bonne santé habituelle et d'une consti,
tution vigoureuse; bien réglée. Est venue plusieurs fois à Saint-Lazare, entre autres en 1872, pour un chancre induré à l'anus, à la
suite duquel sont survenus des accidents syphilitiques, et pour lesquels elle a subi un traitement approprié. Revenue pour la gale-
en janvier 1873, elle ne portait à ce moment aucune trace de syphilis. Mais elle rentre le 1er mars 1873, pour ulcérations des parties génitales. La malade vient d'avoir ses règles n'a pas subi de vi-
site depuis un mois.

*Etat actuel.* (2 mars 1873). Les grandes lèvres sont gonflées et dou
loureuses. En les écartant, on est frappé par l'aspect de leur mu-
queuse qui est littéralement criblée d'ulcérations. Suintement
abondant. On compte 23 ulcérations, tant à droite qu'à gauche, sur
la face interne des grandes lèvres et sur le bord libre de la petite
lèvre droite. A la fourchette, vaste ulcération qui doit être celle du
début: Rien à l'anus. Adénite douloureuse à droite. En présence
des antécédents de la malade, on aurait pu peut-être hésiter sur le
diagnostic et penser à une syphilide ulcéreuse, mais l'aspect de
ces ulcérations multiples et séparées, l'engorgement douloureux
des ganglions d'un seul côté, devaient faire prévaloir l'idée de
chancres mous survenus chez une femme en puissance de syphilis,
encore anémiée par la maladie, mais n'en portant à ce moment aucune manifestation autre qu'une alopécie très-marquée. Du reste,
la certitude en fut acquise par l'auto-inoculation qui eut lieu le jour
même.

Le 4. *Inoculation positive.* La malade doit rester couchée. Bains,
cataplasmes. Pansement avec tartrate ferrico-potassique.

Le 12. L'adénite ne cède pas, malgré les cataplasmes. On fait appliquer un vésicatoire, puis de la teinture d'iode.

Le 20. Peu d'amélioration. Cependant le volume est un peu diminué, mais il n'y a pas de fluctuation. Les chancres suivent leur
évolution, et tous les efforts du pansement tendent à empêcher
l'inoculation du voisinage.

5 avril. La malade, qui s'était levée depuis quelques jours, se plaint
de souffrir de nouveau dans l'aine. Le gonflement n'a pourtant pas
augmenté. (Cataplasmes.)

Le 15. Le gonflement est beaucoup plus fort; la douleur vive,
mais la malade se refusant absolument à l'application d'un second
vésicatoire, on attend.

Le 22. Beaucoup d'empâtement, qui permet cependant de perce-
voir la fluctuation. Dimension de la tumeur : 12 cent. sur 5.

1er mai. Fluctuation bien évidente, mais la peau a encore trop d'épaisseur et on attend quelques jours.

Le 6. Ouverture par ponction, un peu douloureuse, parce que la peau est assez résistante, quoique bien amincie. 25 grammes de pus bien lié. Cautérisation de l'ouverture avec la pointe du crayon de nitrate d'argent, et comme le tissu adipeux est très-développé chez la malade et empêche de bien se rendre compte de l'état des ganglions, on se borne à mettre un cataplasme.

Le 15. Tout va bien. Le pus qui a coulé pendant quelques jours est maintenant presque complètement tari. Pas de signes d'inflamtion ganglionnaire. On place une petite mèche et on fait une compression modérée.

Le 17. La mèche est retirée. Compression un peu plus forte.

Le 19. Cicatrisation complète *treize jours après l'opération*. Les chancres ne sont pas encore guéris, mais ils sont en bonne voie. Ils sont pansés à l'iodoforme depuis quinze jours.

4 juin. Exeat. La malade a suivi, pendant tout le temps de son séjour, un traitement mercuriel et à l'iodure de potassium.

Cette malade a été revue deux fois à Saint-Lazare depuis sa guérison, en 1873 et 1874, pour de nouveaux accidents syphilitiques. Dans le pli de l'aine droite, on voit une petite cicatrice brune, comme serait celle d'un furoncle. La peau est brune tout autour, très-mobile, sauf au point central.

Obs. XI.— Chancre mou de l'anneau vulvaire. Adénite virulente de l'aine gauche. (Inoculation positive). Ponction. Compression. Guérison de l'adénite en vingt-neuf jours.

C. (Angèle), 19 ans, fille soumise, entre le 19 juin 1873 dans le service de M. le Dr Boys de Loury.

*Antécédents.* Bonne santé habituelle, bonne constitution. Bien réglée. Femme petite et brune. Est venue deux fois déjà à Saint-Lazare depuis un an pour accidents syphilitiques. Inscrite à la police après sa deuxième sortie (6 mai 73), elle contracte dans une maison de tolérance les chancres pour lesquels elle est envoyée à Saint-Lazare le 19 juin 73. Au moment de son entrée le chancre date de dix jours, et l'adénite de huit jours environ.

*État actuel*, 20 juin 73. La malade souffre beaucoup de l'adénite qu'elle porte dans la région inguinale gauche. Elle ne peut pas marcher. Fièvre (98).

Sur le bord gauche de l'anneau vulvaire, bien conservé, on voit une ulcération creuse, jaune, à bords taillés à pic et à pourtour d'un rouge vif presque saignant. On y placerait un petit pois. Pas d'induration, mais léger empâtement dû à l'inflammation probablement, et surtout aux pansements à l'alun faits au-dehors. (Iodoforme et charpie). Sur le côté opposé, à droite, un point d'un rouge vif qui va certainement s'ulcérer. Rien à l'anus. A la bouche, papules muqueuses sur la lèvre inférieure et plaques opalines sur l'amygdale gauche. Les ganglions de l'aine droite ne sont pas tuméfiés ni douloureux, mais à gauche on voit une tumeur volumineuse (un œuf de poule) ; la peau est tendue, rouge, la fluctuation est franche et la peau tellement amincie que demain peut-être elle sera perforée. Ponction séance tenante avec l'appareil aspirateur (15 grammes de pus mal lié et mêlé de sang). Mèche très-petite et compression méthodique légère.

21 juin. La nuit a été bonne. Pouls 72. Sentiment de gêne au niveau de la plaie. Le gonflement a cessé, mais pas complètement. Il y a un empâtement général pour lequel on prescrit un cataplasme. De la plaie s'écoule un liquide sanieux, et à un centimètre de l'ouverture il y a une place d'un rouge foncé qui va s'ulcérer probablement. L'auto-inoculation est pratiquée avec le pus du bubon.

25 juin. Inoculation positive, ulcération spontanée du point susindiqué. Pansement de la plaie et injection dans le foyer avec le tartrate ferrico-potassique.

La malade ne souffre plus, si ce n'est du chancre voisin de l'accident initial, que l'on panse toujours à l'iodoforme. Celui qui menaçait en face s'est développé et est pansé pendant dix jours à la charpie sèche.

Le 5 juillet. La douleur continuant, on panse le chancre récent à l'iodoforme comme le plus ancien, et la plaie de l'aine, qui s'est réunie à l'ouverture chirurgicale menaçant de s'accroître, on substitue pour elle l'iodoforme au tartrate ferrico-potassique.

10 juillet. L'adénite va bien. Les tissus sont revenus sur euxmêmes. La plaie est bouchée dans le fond et une surface de 1 centimètre sur 5 à 6 millimètres, rouge vif, reste seule à cicatriser.

Les chancres de la vulve se sont peu développés, mais ils sont très-creux, très-sensibles et ne paraissent pas devoir rétrograder.

19 juillet. Cicatrisation complète de l'adénite virulente (29e jour de l'opération).

La guérison des chancres tarde jusqu'au 12 août. Les accidents syphilitiques font durer le séjour de la malade à Saint-Lazare jusqu'au 11 octobre.

Elle y revient le 9 mars 1874 pour un psoriasis vulvaire. La cica-

trice de l'adénite est presque invisible, et malgré le chancre inguinal, il n'y a plus qu'une petite ligne brunâtre sans dureté au-
dessous.

Obs. XIII. — Adénite inguinale gauche, consécutive à une syphilide
ulcéreuse de la vulve. Inoculation négative. Ponction et compression.
Guérison en seize jours.

V. (Marie), 22 ans, fille soumise, est envoyée par le dispensaire
le 19 août 1873 dans le service de M. le D<sup>r</sup> Boys de Loury pour une
syphilide ulcéreuse de la vulve.

*Antécédents.* Constitution lymphatique. Bonne santé habituelle.
Réglée depuis l'âge de 17 ans. Des accidents divers l'ont amenée
quatre fois déjà à Saint-Lazare depuis huit mois, la première fois
(décembre 1872), à la suite de chancres mous de la vulve, on observe dans l'aine gauche un léger gonflement accompagné d'une
douleur assez vive qui cède à deux applications de vésicatoires
suivies de badigeonnage avec la teinture d'iode.

Pendant les trois autres séjours qu'elles fit à l'infirmerie, depuis
cette époque jusqu'au 19 août 1873, elle n'offre rien du côté des
ganglions, si ce n'est un très-léger engorgement coïncidant avec un
folliculite de la fourchette et un chancre induré de la fesse droite,
qui a été suivi de manifestations syphilitiques.

*Etat actuel* (19 août 1873). Syphilide ulcéreuse de la vulve. Inoculation négative. Papules sèches sur la face interne des cuisses et
sur le haut de la poitrine. Alopécie commençante. Syphilide érosive
du sillon naso-labial droit. Plaques opalines sur les deux amyg-
dales, papule énorme à la face interne de la lèvre inférieure, à
droite. La syphilide de la vulve s'étend sur toute la petite lèvre
gauche et occupe une partie du capuchon du clitoris et le clitoris lui-
même. Cette ulcération est irrégulière, serpigineuse.

Dans l'aine gauche, énorme bubon mesurant 11 centimètres
sur 5, et 3 de saillie. Fluctuation profonde.

28 août 1873. La fluctuation est devenue très-manifeste. La peau
s'est amincie. Ponction. Evacuation d'une grande quantité de pus
bien lié. Mèche et compression méthodique.

Le 1<sup>er</sup> septembre. L'empâtement de la région a diminué beaucoup. Il sort toujours du pus à chaque pansement. Le recollement
de la poche a déjà commencé.

13 septembre. La cicatrisation est complète (16<sup>e</sup> jour de l'opération) ; mais la malade retenue pour les accidents syphylitiques
n'obtient son exeat que le 3 décembre.

Le 1ᵉʳ juillet 1874, elle était de nouveau à l'infirmerie et l'on pouvait constater qu'elle ne portait à l'aine qu'une cicatrice à peine visible.

Obs. XIV. — Syphilide ulcéreuse de la vulve et de l'entrée du vagin. Adénite multiple à droite et à gauche (syphilo-strumeuse de M. Fournier). Deux ouvertures spontanées et une ponction à droite. Guérison en soixante-six jours.

Six ponctions à gauche. Guérison en cinquante-trois jours.

R. (Marie), 16 ans, insoumise, est envoyée, le 8 août 1873, dans le service de M. le Dʳ Boys de Loury, avec le diagnostic : chancre mou de l'anneau vulvaire.

*Antécédents.* Constitution strumeuse. Réglée à 15 ans. A été traitée à Saint-Lazare au mois d'octobre 1872 pour un chancre induré siégeant à la fourchette. Au mois d'avril 1873, elle est restée deux mois à l'hôpital Saint-Louis pour des papules muqueuses anales. Elle se dit actuellement malade depuis quinze jours.

Le 10 août 1873. *Etat actuel* : sur le pourtour de l'anneau vulvaire et sur la face interne de la petite lèvre gauche, vaste ulcération à bords nets, serpigineuse, sécrétant abondamment, adénite douloureuse des deux côtés, datant de deux mois et demi. Pansement avec le tartrate ferrico-potassique.

20 août. Les adénites prennent un volume considérable. Deux vésicatoires sont appliqués.

21 août. Teinture d'iode sur l'adénite droite.

27 août. Amélioration.

Le 15 septembre. Pendant mon absence, il y a eu deux ouvertures spontanées à droite.

23 septembre. Ponction à gauche avec l'aiguille de recherche. Deux cuillerées à bouche de pus.

Le 1ᵉʳ octobre. Deux autres ponctions à gauche, dans deux loges différentes. Injection d'iode dans les deux autres ouvertures.

3 octobre. Une ponction à droite. Injection d'iode.

4 octobre. Ponction à gauche dans une nouvelle loge. Le pus ne communique pas avec celui des loges voisines.

8 octobre. Ponction de deux autres loges à gauche. On continue les injections de teinture d'iode tous les jours.

15 octobre. Amélioration notable. Il ne s'est pas formé de nouveau foyer et les orifices donnent un suintement peu abondant de pus mêlé de sérosité. Le traitement externe continue, joint à un régime approprié.

Le 15 novembre. Tous les orifices sont cicatrisés à gauche (53e jour depuis la 1re ponction) et la région a presque repris un aspect normal. On ne sent plus que quelques nodosités dues aux ganglions.

20 novembre. Cicatrisation complète à droite (66e jour depuis l'ouverture spontanée).

La malade est maintenue à l'infirmerie pour de nouveaux accidents syphilitiques survenus pendant son séjour.

Exeat le 22 janvier 1874.

Obs. XV. — Végétations vulvaires. Vaginite. Érythème noueux. Adénite inguinale double. Ponction des deux adénites suivie d'aspiration. — Guérison de la première en trente-huit jours, de la seconde, en quarante-quatre jours.

V... (Hortense), âgée de 19 ans, entre le 5 novembre 1873 dans le service de M. le D<sup>r</sup> Boys de Loury, pour y être traitée de végétations vulvaires et anales.

*Antécédents.* Constitution scrofuleuse. Réglée à 11 ans, mais depuis l'âge de 14 ans et demi, à la suite d'une trachéotomie qu'elle a subie, elle n'a plus vu ses règles. Mauvaise santé habituelle. Passe sa vie dans les hôpitaux. Fausse couche de six mois et demi à la fin d'octobre 1873.

*État actuel.* 8 novembre 1873. Végétations nombreuses à la vulve et à l'anus. Vaginite intense et uréthrite. Les végétations sont excisées.

Le 25. Cette malade est prise d'érythème noueux. Fièvre très-forte et tous les symptômes consécutifs.

10 décembre. L'érythème est presque complètement passé. La malade se plaint de douleurs dans les aines, où l'on constate en effet une adénite double. Cataplasmes.

Le 23. Ponction de l'adénite gauche, présentant une saillie de 6 centimètres de longueur sur 2 de largeur, 16 grammes de pus. Mèche. Compression méthodique.

Le 24. Le liquide est aussi abondant qu'hier.

Le 25. Il sort toujours en abondance. La douleur a cessé.

Le 27. Ponction de l'adénite droite. 20 grammes de pus épais, crémeux. Introduction d'une mèche sans cautérisation préalable. Cataplasme sur les deux abcès.

Le 29. Bon état.

19 janvier 1874. Les plaies se sont un peu agrandies. Il y a un foyer purulent de chaque côté, surtout à droite. Injections de tar-rate ferrico-potassique. Compression légère.

Le 30. Amélioration considérable. Cicatrisation à gauche, au trente-huitième jour de l'opération.

9 février. Cicatrisation à droite, au quarante-quatrième jour.

Le 17. Exeat.

Obs. XVIII. — Chancre mou phagédénique du rectum. Adénite suppurée de l'aine gauche. Ponction et compression. Guérison de l'adénite en onze jours.

B... (Anna), âgée de 20 ans. Insoumise. Entre à Saint-Lazare le 19 janvier 1874, dans le service de M. le D^r Boys de Loury, pour une uréthrite.

*Antécédents.* Réglée depuis l'âge de 14 ans, mais mal. Elle a, néanmoins, une bonne santé habituelle. Sa constitution est bonne. Pas de maladie vénérienne antérieure.

*Etat actuel.* 20 janvier. La malade est entrée pour une uréthrite, mais on s'aperçut qu'il existait, en avant de l'anus, un repli muqueux ulcéré. Cet accident présentait toutes les apparences du chancre simple, et son début devait remonter déjà à quelques jours. (Pansement avec le tartrate ferrico-potassique).

5 février. Le chancre prend une importance inquiétante. Le rectum est menacé. Pansement à l'iodoforme.

Le 10. Le phagédénisme, qui avait atteint le rectum, paraît s'arrêter. Le pansement à l'iodoforme est continué.

Le 20. La malade se plaint de douleur dans l'aine gauche. On constate une adénite assez forte, déjà saillante, sans fluctuation. Les ganglions engorgés sont situés au-dessous du pli inguinal gauche. Repos au lit, cataplasmes, bains.

10 mars. La fluctuation est manifeste, mais pas assez complète.

Le 19. Ponction. 17 grammes de pus. Sensation de corde tendue sous les téguments. Compression sans injection.

Le 20. La malade n'a pas souffert. Il sort une cuillerée à café de pus.

Le 25. Tous les matins, il sort de la poche une quantité variable de pus, mais elle va toujours en diminuant.

Le 30. Fermeture de la plaie (au onzième jour de l'opération). La malade est maintenue encore à l'infirmerie à cause du chancre de l'anus, qui s'est pourtant amélioré. Rien sur le reste du corps.

15 avril. Commencement de cicatrisation du chancre.

1^er mai. Exeat.

Elle rentre le 30 mai 1874 pour une uréthrite, et, à la place où a été faite la ponction, on voit une cicatrice grosse comme un grain de chénevis, suivie d'une ligne brunâtre légèrement saillante et molle.

Obs. XIX. — Adénite droite suppurée consécutive à des chancres mous de l'urèthre et du vestibule. Inoculation positive. Ponction et compression. Guérison de l'adénite en quinze jours.

C... (Eva), 32 ans, fille soumise, entre à l'infirmerie le 10 avril 1874, dans le service de M. le D' Boys de Loury.

11 avril. Rien aux grandes lèvres. Le vestibule et le pourtour du méat uréthral, le méat lui-même, sont le siége d'une ulcération simple, sans induration et datant de dix jours. Sur la face interne de la petite lèvre droite, trois ulcérations d'aspect semblable, mais de dimensions si petites qu'on croirait avoir affaire à de la folliculite. Rien au col. Dans l'aine droite, tumeur ganglionnaire de la grosseur d'un petit œuf de poule, douloureuse, datant de six ou sept jours. Auto-inoculation avec le pus du vestibule.

Le 12. Inoculation positive. La fluctuation est bien manifeste, mais la peau encore très-épaisse.

Le 17. L'adénite a marché rapidement. La peau est rouge et tendue. Ponction. 25 grammes de pus bien lié. Mèche et cataplasmes.

Le 18. En retirant la mèche, nouvel écoulement de pus et de sérosité. Même pansement.

Le 25. Plus de douleur à la pression. Écoulement très-léger par l'orifice de la plaie. Suppression des cataplasmes, mèche et compression légère. Les chancres vont bien et se réparent. Ceux de la petite lèvre ont disparu.

Le 30. Suppression de la mèche, mais repos toujours absolu.

2 mai. Cicatrisation de la plaie de l'aine (quinzième jour de l'opération).

Le 6. Exeat.

Obs. XX. — Chancre mou de la vulve. Adénite droite suppurée. Ponction et compression. Guérison de l'adénite en seize jours.

A. (Marie), âgée de 17 ans, fille soumise. Entre dans le service de M. le D' Boys de Loury, le 1er mai 1874.

*Antécédents.* — Bonne santé habituelle, bonne constitution. Bien réglée depuis l'âge de 13 ans. Pas de maladie vénérienne antérieure.

*Etat actuel.* (Le 2 mai.) A la fourchette, ulcération déchiquetée, creuse, douloureuse et sans induration. Sur le pourtour de l'anneau, six ulcérations plus petites (un grain de chénevis) et présentant les mêmes caractères. Pansement à l'iodoforme. Dans la région inguinale droite, adénopathie douloureuse, dure, sans la moindre fluctuation (cataplasmes).

Le 5. La tumeur n'a pas augmenté de volume, mais on commence à sentir la fluctuation qui est déjà circonscrite en un seul point, mais très-restreint.

Le 9. Les chancres vont bien et n'augmentent plus d'étendue. La fluctuation de l'adénite est bien manifeste, mais la peau est encore épaisse. Cependant comme l'abcès paraît n'être que sous-cutané, que l'inflammation est presque nulle et que, d'un autre côté, un départ prochain nous priverait de cette observation, nous nous décidons à faire la ponction qui ne donne qu'une quantité très-faible de pus (6 ou 8 grammes environ). Mèche et compression légère.

Le 12. Le ganglion a diminué de volume et est devenu moins douloureux. Du pus sanieux s'écoule à chaque pansement en petite quantité.

Le 16. La petite tumeur diminue de jour en jour. La cavité de l'abcès diminue aussi, ce dont on s'assure par la mèche qui n'entre plus aussi profondément, et les bords de l'ouverture adhèrent aux parties sous-jacentes.

Le 25. Cicatrisation complète. Il y a encore un peu d'engorgement ganglionnaire (une petite noisette environ), mais pas de douleur. La cicatrice est nulle. Exeat au seizième jour de l'opération.

OBSERVATION A. — (Crocq).

Le 24 décembre 1870. Homme de 30 à 35 ans, lymphatique, bubon volumineux à l'aine droite, léger engorgement à gauche survenu deux jours après un coït suspect, 3 chancres à la verge (ils sont encore mous), on les cautérise, frictions mercurielles sur la tumeur. Le 30, un des chancres est induré (sublimé, iodure de potassium). 6 janvier 1871, suppuration établie, 2 piqûres avec l'aiguille exploratrice, renouvelées les 8, 10 et 11 ; le 12 une piqûre se rouvre, puis se referme ; on continue les piqûres de temps en temps. Le 23, on pique le bubon gauche arrivé à suppuration. Le 8 février le suintement a cessé à droite ; le 7 mars, il a cessé à gauche (le sublimé, puis l'iodure ont été supprimés). — D'autres tumeurs se forment aux aines, puis sur la paroi abdominale. — Pleurésie intercurrente. — Nouveaux abcès à l'aine ; tous ces abcès ont été ponctionnés comme les deux premiers. — Le 20 mai tout est terminé, guérison complète. Un an après, il n'existe plus de trace de la maladie ni du traitement.

Obs. B. — (Libermann, cité par Dieulafoy).

Alexandre, militaire, entre à l'hôpital de Courcelles, le 3 octobre 1871, salle 29, lit 14; il est malade depuis trois semaines, il porte sur le prépuce 3 chancres mous en voie de cicatrisation, et dans l'aine gauche, un bubon de la grosseur d'un œuf de poule; fluctuation légère, aspect de la peau normal. Le 4 octobre, une ponction est faite avec l'aiguille n° 1 de l'aspirateur Dieulafoy, et donne issue à 30 grammes de pus, mêlé d'un peu de sang. Une goutte de ce pus est inoculée sur la cuisse et reproduit, quatre jours après, un chancre mou qui est rapidement guéri par quelques cautérisations au nitrate d'argent. Aussitôt après l'aspiration du bubon, on pratique la compression à l'aide d'un spica de l'aine.

Le 6 octobre. Nouvelle aspiration; on retire 35 grammes de pus et on pratique la compression.

Le 7. Le pus s'est reformé, on en retire 30 grammes, et chaque jour, on continue à pratiquer une nouvelle aspiration. Après la neuvième ponction, le pus devient séreux, et après la onzième, le liquide ne se reproduit plus. Quelques jours plus tard, la résolution de la tumeur était complète. Les piqûres n'ont laissé aucune trace, et le malade sort de l'hôpital le 25 octobre.

Observ. C. — Adénite inguinale gauche consécutive à un chancre simple. Ponction avec aspiration. Compression. Guérison sans suppuration secondaire.

P. L..., 20 ans, insoumise, blonde, de petite taille, tempérament lymphatico-nerveux, est envoyée à l'infirmerie de Saint-Lazare pour deux chancroïdes de petite étendue. L'une de ces ulcérations siége sur le vestibule, à gauche et un peu en dehors du méat; la seconde ulcération occupe la petite lèvre du même côté. Ces deux ulcérations sont en voie de réparation au moment où la malade est reçue dans le service de M. le Dr Chéron.

En même temps, on constate une augmentation de volume des ganglions de l'aine gauche ainsi qu'un empâtement périphérique très-marqué. La malade est tenue au lit: applications résolutives, onguent mercuriel et pommade belladonnée, cataplasmes, etc.

Malgré ces précautions, la tuméfaction augmente. Il. devient bientôt évident que l'adénite arrivera à suppuration. Petit à petit, le ganglion malade se circonscrit nettement; le pus se forme et se collecte; la fluctuation devient très-accusée et des plus faciles à reconnaître.

Lorsque la fluctuation est sûrement appréciable dans toutes les parties de la glande, la peau de la région ayant conservé dans toute son étendue ses caractères normaux, c'est-à-dire n'étant pas encore amincie et ne présentant qu'une rougeur très-modérée, on se décide à tenter la ponction de la tumeur avec aspiration du liquide purulent contenu, au moyen de l'appareil Dieulafoy.

L'opération est faite avec une aiguille creuse de moyenne grosseur (août 1873) ; il s'écoule environ une cuillerée et demie d'un pus épais, bien lié, crémeux, vraiment phlegmoneux. Pas de grumeaux ni de pus d'apparence caséeuse. Le liquide évacué, on ne trouve plus trace du tissu du ganglion malade.

Une compression assez forte est établie sur l'aine ponctionnée au moyen de charpie, de compresses et d'une bande roulé en 8 de chiffre. L'appareil sera laissé en place pendant trois jours.

Trois jours plus tard, l'appareil est enlevé. Aucune tumeur ne s'est produite. Il ne semble point que du pus se soit reformé dans la cavité qui en contenait précédemment. Au point ponctionné existe une croûte brunâtre, arrondie, formée par du sang et du pus désséchés.

La compression est établie de nouveau. La malade est tenue au repos. On l'engage à quitter le lit le moins possible.

Les jours suivants, la tumeur ne se reproduit toujours pas. Après la première semaine, la malade se lève, marche un peu chaque jour. Elle éprouve quelque gêne pour la marche, mais cela tient en partie à ce que, peu confiant dans son obéissance à rester au repos, on lui a conservé le spica de l'aine.

Quatorze jours après la ponction, P. L..., complètement guérie, obtenait son *exeat*. Elle ne présentait comme trace de son accident qu'une cicatrice ponctiforme, de couleur rougeâtre et un peu violette, et du diamètre d'un grain de chénevis.

Cette malade n'a pas été revue par nous; mais nous avons appris par de ses camarades, postérieurement venues à l'infirmerie, que la guérison s'était maintenue — qu'aucun accident ne s'était produit par la suite.

# TABLEAU I.

*Observations d'adénites inguinales traitées par la ponction avec aspiration, recueillies à Saint-Lazare, dans le service de M. le D^r Boys de Loury.*

| Numéros. | Age. | NATURE de la maladie. | NATURE de l'accident. | DATE de la ponction. | DATE de la cicatrisation | DURÉE du traitement de l'accident | OBSERVATIONS. |
|---|---|---|---|---|---|---|---|
| 1 | 27 | Chancre mou à l'anus....... | B. S. (1) | 21 nov. 72 | 4 déc. 72 | 13 jours | |
| 2 | 22 | Idem ....... | B. S. | 22 nov. 72 | 10 id. | 18 » | |
| 3 | 20 | Chancre mou phagédénique de la vulve................ | B. S. | 29 nov. 72 | 12 id. | 13 » | |
| 4 | 19 | Chancre mou à la vulve...... | B. S. | 26 déc. 72 | 25 janv. 73 | 30 » | Séton et drain. |
| 5 | 17 | Id. mou à l'anneau vulvaire..............».....».. | B. S. | 19 janv. 73 | 2 fév. 73 | 14 » | |
| 6 | 17 | Folliculite vulvo-anale....... | B S. | 10 fév. 73 | 2 mars 73 | 20 » | |
| 7 | 17 | Chancre mou à l'anneau vulvaire................... | B. S. | 25 mars 73 | 20 avril 73 | 26 » | |
| | | | B. S. | 1er avril 73 | 22 id. | 21 » | |
| 8 | 30 | Folliculite vulvaire.......... | B. S. | 19 id. | 3 mai 73 | 14 » | |
| 9 | 19 | Scrofulide de la vulve........ | B. S. | 25 id. | 4 id. | 9 » | |
| 10 | 24 | Chancre mou à la fourchette.. | B. S. | 6 mai 73 | 19 id. | 13 » | |
| 11 | 19 | Id. mou à l'anneau vulvaire.... ................ | B. S. A (2) | 20 juin 73 | 19 juill. 73 | 29 » | |
| 12 | 21 | Syphilides vulvo.anales....... | B. S. S. (3) | 10 août 73 | 30 août 73 | 20 » | Cette malade a présenté de plus un phlegmon situé sur l'abdomen, à 2 travers de doigt au-dessous de l'ombilic et qui, ponctionné. a été guéri 6 jours après. |
| | | | B. S. S. | 14 id. | 28 id | 14 » | |
| 13 | 21 | Syphilide ulcéreuse de la vulve | B S. | 28 id. | 13 sept. 73 | 16 » | |
| 14 | 16 | Idem. | B. M. (4) | 15 sept. 73 | 20 nov.73 | 66 » | Pendant cet intervalle, il y a eu 2 ouvertures spontanées et une ponction. |
| | | | B. M. | 23 id. | 15 nov. 73 | 53 »(*) | |
| 15 | 19 | Végétations vulvaires ; Erythème noueux ; Vaginite.... | B. S. S. | 23 déc. 73 | 30 janv. 74 | 38 » | (*)Pendant cet intervalle, il a été fait 6 ponctions. |
| | | | B. S. S. | 27 id. | 9 févr. 74 | 44 » | |
| 16 | 18 | Chancre mou, anus.......... | B. S. | 30 id. | 22 janv. 74 | 23 » | |
| 17 | 18 | Chancres mous, vulve........ | B. S. A. | 10 fév. 74 | 28 févr. 74 | 18 » | |
| 18 | 20 | Chancre mou phagédénique du rectum.................... | B. S. | 19 mars 74 | 30 mars 74 | 11 » | |
| 19 | 32 | Chancres mous de l'urèthre et du vestibule.............. | B. S. | 17 avril 74 | 2 mai 74 | 15 » | |
| 20 | 17 | Chancres mous (fourchette et anneau vulvaire).......... | B. S. | 9 mai 74 | 25 mai 74 | 16 » | |
| | | | | | | 554 jours | |

(1) B. S. Bubon simple.

(2) B. S. A. Bubon simple d'absorption.

(3) B. S. S. Bubon simple, strumeux ou syphilo-strumeux.

(4) B. M. Bubon multiple.

On voit par ce tableau que nous avons eu :

|  |  | Durée moyenne du traitement. |
|---|---|---|
| Observations d'adénites simples.......... | 16 | 17 jours. |
| Observations d'adénites simples, stru-meuses ou syphilo-strumeuses........ | 4 | 29 — |
| Observations d'adénites simples, d'absor-ption........ ...................... | 2 | 23.5 — |
| Observations d'adénites multiples........ | 2 | 59.5 — |

En négligeant les caractères particuliers de ces diffé-rents cas, la moyenne générale est de 23 jours pour la durée du traitement.

## TABLEAU II.

*bservations d'adénites inguïnales traitées par l'incision, recueillies à Saint-Lazare, dans le service de M. le D<sup>r</sup> Boys de Loury.*

| Numéros. | Age. | NATURE de la maladie. | NATURE de l'accident. | DATE de l'incision. | DATE de la cicatrisation | DURÉE du traite-ment de l'accident | OBSERVATIONS. |
|---|---|---|---|---|---|---|---|
| 1 | 29 | Chancre mou, vulve.......... | B. S. (1) | 30 janv. 72 | 28 avril 72 | 88 jours | |
| 2 | 34 | Id. mou, vulve.......... | B. S. | 10 fév. 72 | 15 id. | 64 » | |
| 3 | 34 | Id. mou, vulvaire........ | B. A. S. (2) | 22 juin 72 | 25 août 72 | 64 » | |
| 4 | 22 | Chancre infectant. .......... | B. S. | 12 juill. 72 | 8 oct. 72 | 88 » | |
| 5 | 17 | Id. mou, anus.......... | B. S. | 24 oct. 72 | 22 mars 73 | 149 » | |
| 6 | 19 | Id. mou, anus.......... | B. S. | 20 mai 73 | 30 juill. 73 | 71 » | |
| 7 | 23 | Vaginite ................ | B. S. S. (3) | 13 sept. 73 | 9 nov. 73 | 57 » | Sort avec une fis-tule. |
| 8 | 25 | Chancre mou, vulve.......... | B. A. S. | 11 nov. 73 | 27 janv. 74 | 77 » | |
| | | | | | | 658 jours | |
| | | | | Moyenne du traitement. | | 82 jours | |

(1) B. S. Bubon simple.
(2) B. A. S. Bubon simple d'absorption.
(3) B. S. S. Bubon simple strumeux.

Nous ne voulons pas terminer ce travail sans faire mention de quelques adénites cervicales que nous avons opérées, dans le même temps, et exactement de la même façon que les adénites inguinales. C'est aux adénites cervicales que, en premier lieu, a été appliquée la ponction avec aspiration, et quoique plusieurs auteurs parmi lesquels M. Castiaux, disent n'en avoir obtenu que des résultats médiocres ou même nuls (Lorentzer), le tableau statistique que nous en donnons pourra servir à des recherches ultérieures. Quant à la rapidité de la guérison, comparativement à celle des adénites inguinales, elle s'explique facilement par les différences anatomiques de la région.

## TABLEAU III.

*Observations d'adénites cervicales traitées par la ponction avec aspiration, recueillies à St-Lazare, dans le service de M. le D<sup>r</sup> Boys de Loury.*

| Numéros | Age. | NATURE de la maladie. | | DATE de la ponction. | DATE de la cicatrisation | DURÉE du traitement de l'accident | OBSERVATIONS. |
|---|---|---|---|---|---|---|---|
| 1 | 21 | Syphilide de la face. Adénite cervicale.................. | | 24 avril 73 | 30 avril 73 | 6 jours | |
| 2 | 43 | Adénite strumeuse cervicale double.................. | à droite | 6 juin 73 | 16 juin 73 | 10 » | |
| | | | à gauche | 6 id. | 20 juin 73 | 14 » | |
| 3 | 19 | Angine syphilitique Adénite sous-maxillaire........... | | 16 sept. 73 | 26 sep. 73 | 10 » | |
| 4 | 20 | Syphilis, adénite parotidienne. | | 29 déc. 73 | 11 janv. 74 | 13 » | |
| 5 | 25 | Syphilis, adénite sous-maxillaire................... | | 13 juill. 74 | 22 juill. 74 | 9 » | |
| | | | | | | 62 jours | |
| | | | | Moyenne.......... | | 10,30 | |

## CONCLUSIONS.

De l'ensemble des faits que nous venons d'exposer et des observations relatées dans le cours de ce travail, nous croyons pouvoir conclure :

1° Que la méthode de l'aspiration peut s'employer dans les adénites inguinales toutes les fois que ces adénites se compliquent d'abcès phlegmoneux ;

2° Qu'elle abrége la durée du traitement;

3° Que, lorsqu'il ne survient pas d'accidents indépendants de la méthode, l'opération ne laisse pas de cicatrice.

119

Paris. A. Parent, imprimeur de la Faculté de Médecine, rue M.-le-Prince, 31.

www.ingramcontent.com/pod-product-compliance
Ingram Content Group UK Ltd.
Pitfield, Milton Keynes, MK11 3LW, UK
UKHW021631090726
13657UKWH00004B/1567